DE LA NON-ABSORPTION

PAR LA PEAU

DANS LE BAIN MÉDICAMENTEUX

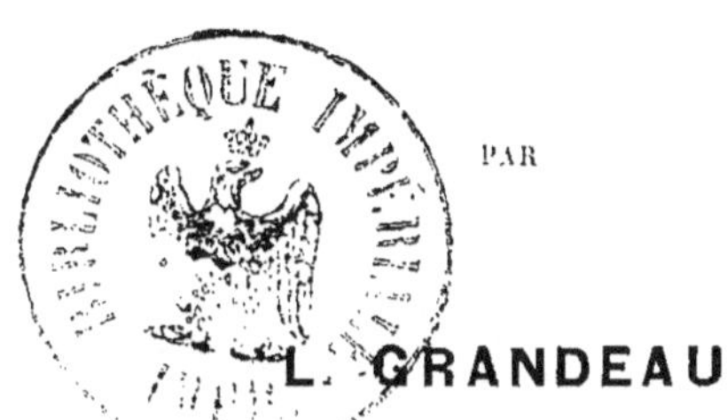

PAR

L. GRANDEAU

D. M. P., professeur à la Faculté des sciences de Nancy,
Directeur de la Station agronomique de l'Est,
Secrétaire de la Société des agriculteurs de France,
Membre de la Société philomathique, de la Société royale d'agriculture d'Angleterre,
des Sociétés d'agriculture de Bavière, de la Prusse Rhénane,
Chevalier de la Légion d'honneur, de l'Ordre de François-Joseph, etc.

PARIS

GERMER BAILLIÈRE, LIBRAIRE-ÉDITEUR

RUE DE L'ÉCOLE-DE-MÉDECINE

1870

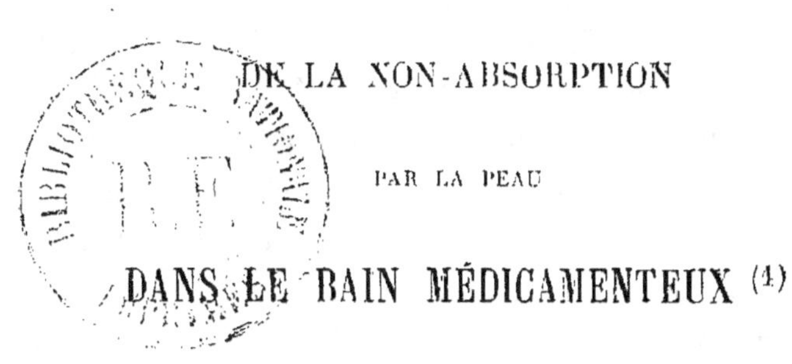

DE LA NON-ABSORPTION

PAR LA PEAU

DANS LE BAIN MÉDICAMENTEUX [1]

Messieurs, dans la séance du 2 février 1863, vous avez mis à l'étude la question, si controversée jusqu'ici, de *l'absorption par la peau dans le bain médicamenteux*.

La commission que vous avez nommée dans cette séance a reçu de vous la double mission de présenter un résumé critique des nombreux travaux auxquels cette question a donné lieu et d'instituer de nouvelles expériences en vue d'arriver à une solution définitive du problème soumis à ses investigations.

Dans un premier rapport que nous devons à notre très-regretté confrère O. Reveil, votre commission vous a exposé : 1° la position de la question ; 2° l'historique ; 3° le programme des études à entreprendre (2). Il nous reste aujourd'hui, pour remplir le mandat que vous avez bien voulu nous confier, à faire connaître les résultats des travaux postérieurs au premier rapport de la commission et notamment les conclusions des nombreuses recherches, en

(1) *Deuxième rapport sur l'étude de l'absorption cutanée dans le bain médicamenteux*, au nom d'une Commission composée de MM. BOURDON, DESNOS, AMUSSAT, LEFORT, LE BRET, MOUTARD-MARTIN et GRANDEAU, *rapporteur*.

(2) Voy. *Annales*, t. IX, p. 462.

partie inédites, entreprises par notre confrère M. de Laurès dans le courant de l'année 1863 et continuées jusqu'à la fin de 1867. Nous terminerons par l'exposé des expériences instituées par la commission elle-même, expériences qui ont achevé de porter la conviction dans son esprit et l'ont amené à conclure que, dans *les conditions ordinaires du bain, la peau de l'homme, à l'état sain, n'absorbe pas les matières dissoutes dans l'eau,* et qu'il faut désormais chercher à expliquer, par des causes autres que l'absorption cutanée, l'action des bains médicamenteux.

I. — TRAVAUX PUBLIÉS DE 1863 A 1870.

Les mémoires imprimés parvenus à la connaissance de la commission depuis le dépôt de son premier rapport, sont au nombre de quinze. En voici la liste par ordre de date de publication :

1° Dr WILLEMIN. Recherches expérimentales sur l'absorption par le tégument externe de l'eau et des substances solubles (*Archiv. gén. de méd.* Juillet 1863).

2° Dr DELORE. De l'absorption des médicaments par la peau saine (*Comp. rend. de l'Acad.*, 3 août 1863).

3° Dr LÉON PARISOT. Recherches expérimentales sur l'absorption par le tégument externe (*Comp. rend. de l'Acad.*, 10 août 1863).

4° Dr LÉON PARISOT. Sur le rôle de l'épiderme en présence de l'eau, du chloroforme et de l'éther (*Comp. rend. de l'Acad.*, 17 août 1863).

5° DESCHAMPS (D'AVALLON). Sur la question de l'absorption des médicaments par la peau saine (*Comp. rend. de l'Acad.*, 21 sept. 1863).

6° Dr WILLEMIN. Nouvelles recherches expérimentales sur l'absorption cutanée (*Arch. gén. de méd.*, mai 1864).

7° Dr ZUELZER. Ueber die Absorption durch die äussere Haut (*Viener Medizinal-Halle*, année 1864).

8° Dr BARTHÉLEMY. De l'absorption cutanée, thèse inaugurale soutenue à la Faculté de médecine de Strasbourg (novembre 1864).

9° D^r DE LAURÈS. Recherches expérimentales sur les phénomènes d'absorption pendant le bain (*Comp. rend. de l'Acad.*, 27 mars 1865).

10° D^r DE LAURÈS. Supplément à ses recherches expérimentales, etc. (*Comp. rend. de l'Acad.*, 27 novembre 1865).

11° Dr REVEIL. Recherches sur l'osmose et sur l'absorption par le tégument externe, chez l'homme, dans le bain (Paris, in-8; A. Delahaye, 1865).

12° Dr MOUGEOT (de l'Aube). Notes médicales, in-8°; Paris, 1865.

13° Z. ROUSSIN. Nouvelles expériences relatives à l'absorption cutanée (*Ann. d'hyg. publ. et de méd. lég.*; t. XXVIII, 1867).

14° Dr DEMARQUAY. Recherches sur l'absorption des médicaments faites sur l'homme sain. Paris, 1867.

15° Dr SCOUTETTEN. Lettre circulaire à chacun de MM. les membres titulaires de l'Académie impériale de médecine de Paris. — Pièces concernant l'absorption cutanée. Metz, in-8°, 1869.

La commission a reçu, en outre, de M. de Laurès, plusieurs mémoires manuscrits contenant l'exposé des expériences que notre confrère poursuit depuis sept ans à l'établissement thermal de Néris. Nous sommes heureux de saisir l'occasion qui se présente d'adresser tous nos remercîments à cet habile praticien pour le concours qu'il nous a prêté depuis l'origine de nos études.

Des expérimentateurs que nous venons de citer, un seul, M. Willemin, a été conduit, par ses recherches, à affirmer catégoriquement l'absorption des matières salines dans le bain médicamenteux. L'expérience a amené à la conclusion opposée MM. Léon Parisot, Deschamps (d'Avallon), Zuelzer, Reveil, Barthélemy, de Laurès, Mougeot, Demarquay, Scoutetten, qui nient l'absorption par la peau saine des matières dissoutes dans l'eau. Reste M. Delore, dont les conclusions semblent se détruire réciproquement, du moins en ce qui concerne l'absorption des matières dissoutes dans l'eau, le seul cas qui nous occupe ici.

Comme les partisans de l'absorption ont, à diverses

reprises, invoqué le travail de M. le docteur Delore, nous croyons devoir citer textuellement quelques fragments qui justifient l'appréciation que nous venons d'émettre à son sujet. On lit pages 274 et 277 du *Compte rendu* de la séance de l'Académie des sciences du 3 août 1863 :

« J'ai relaté seulement cent dix-sept observations ; voici
» l'indication sommaire des substances employées : pom-
» made d'iodure de potassium, 10 cas ; pommade d'iodure
» de potassium rance, 3 cas ; pommade iodée, 6 ; baume
» de Lausanne, 15 ; comparaison du baume de Lausanne
» et de la pommade iodurée de potassium, 6 ; baume de
» Lausanne glycériné, 3 ; baume de Lausanne et huile d'a-
» mandes douces, 4 ; glycérolés, 5 ; baume au beurre de
» cacao, 2 ; huile iodée, 3 ; *solutions dans l'eau pure*, 2 ;
» baume ioduré, 5 ; frictions diverses, 15 ; emplâtres de
» belladone, 13 ; *bains*, 4 ; cyanure jaune, 3 ; préparations
» mercurielles, 8.

» Les expériences faites dans ces cent dix-sept observa-
» tions s'élèvent au chiffre de 138 qui ont donné les résul-
» tats suivants :

» Résultats positifs, 69 ; négatifs, 60 ; douteux, 9. Dans
» la moitié des faits, il y a donc eu absorption.

» De ces recherches, je tirerai les conclusions suivantes :

» 1° La peau saine est susceptible d'absorber toutes les
» substances solubles dans l'eau.

» 2° Cette absorption est tellement difficile et irrégulière
» qu'on ne peut compter sur la méthode intraleptique
» d'une façon certaine.

» 3° L'absorption de la peau est favorisée ou contrariée
» par plusieurs conditions qui sont relatives :

» A, à l'énergie ou à la mollesse du sujet ;

» B, à la nature du médicament.....

» *L'eau simple employée comme véhicule jouit d'une*
» *efficacité à peu près nulle.* »

On remarquera tout d'abord que M. Delore n'indique pas
d'une façon nette si le résultat obtenu dans les expériences
faites avec les solutions aqueuses a été positif ou négatif
(même observation en ce qui concerne les bains,; mais la
dernière conclusion citée semble démontrer que M. Delore
n'a pas clairement observé d'absorption dans le cas de l'em-
ploi de l'eau comme véhicule. Il faut donc, d'après cela,
ranger les expériences de M. Delore au nombre de celles qui
infirment l'absorption dans le bain, ou tout au moins les
placer à côté des expériences dont les résultats sont douteux.

Il a paru superflu à votre commission de décrire ou même
d'analyser ici les mémoires des expérimentateurs qui sont
constamment arrivés dans leurs recherches à des résultats
négatifs : tous ces travaux sont imprimés ; ils ont paru
dans des recueils que l'on peut facilement se procurer. Leur
intérêt principal gît d'ailleurs tout entier dans la conclusion
à laquelle les faits qui se passent journellement sous nos
yeux (1) apportent une confirmation précieuse, à savoir
que la peau saine n'absorbe pas les sels dissous dans l'eau.

Quant au travail considérable de notre savant confrère,
M. de Laurès, nous ne l'analyserons pas davantage, parce
que son auteur est arrivé à des résultats négatifs constatés
par des expériences qui ne laissent rien à désirer, et par
la raison que les conclusions en ont été publiées et sont
connues de tous les membres de la Société. Nous ne nous
arrêterons donc qu'aux résultats positifs avancés par

(1) Maniement, dans les laboratoires, dans les ateliers industriels,
dans la photographie, etc., des poisons violents en dissolution : cyanure de potassium, sulfate de cuivre, etc.

M. Willemin et nous chercherons à découvrir les causes
d'erreurs qui l'ont conduit à conclure à l'affirmative. Il y a,
en effet, un principe dont on ne saurait se départir lorsqu'on s'occupe de recherches physiologiques ou, pour
parler d'une façon plus générale, de recherches expérimentales : c'est que deux expériences, faites dans des
conditions identiques, doivent toujours donner le même
résultat. La peau saine ne peut pas tantôt absorber et tantôt ne pas absorber les matières salines si l'on se place
toujours, pour observer les faits, dans des conditions identiques. Les divergences radicales qui, sur ce point, séparent
M. Willemin des auteurs cités et de vos commissaires, ne
peuvent tenir qu'à trois ordres de causes :

1° Les sujets soumis à l'expérimentation (dans le bain)
n'ont pas été, de part et d'autre, placés dans les mêmes
conditions, avant, pendant et après le bain.

2° Les liquides examinés n'ont pas été recueillis avec
toutes les précautions désirables.

3° Les méthodes employées pour la recherche des substances sont imparfaites ou mal appliquées.

Avant de discuter, d'après ces bases, les expériences qui
ont donné à M. Willemin des résultats *positifs*, votre commission désire appeler votre attention sur les travaux de
M. Roussin, que chacun de vous, d'ailleurs, a présents à la
mémoire.

A propos de constatations médico-légales relatives à un
empoisonnement par le vert de Schweinfurth, M. Roussin
a institué une série d'expériences en vue de résoudre la
question qui nous occupe ; il a publié dans les *Annales
d'hygiène* les résultats obtenus ainsi que les méthodes auxquelles il a eu recours dans ses recherches. Nous nous
bornerons à citer les conclusions de son mémoire, nous

réservant ensuite d'en faire l'application à la question même qui fait l'objet de ce rapport.

« En résumé, dit M. Roussin, des faits et des expériences consignés dans ce travail, je me crois autorisé à conclure :

» 1° Que la peau humaine, revêtue de son épiderme, est réellement, matériellement lubrifiée par une substance grasse, qu'elle ne peut être mouillée, c'est-à-dire touchée par l'eau, qu'elle ne peut absorber et n'absorbe, en réalité, aucune particule d'eau liquide, soit pure, soit tenant en dissolution des substances étrangères ;

» 2° Que l'absorption par la peau et le passage dans l'économie des substances salines ou autres, en dissolution dans l'eau, est complétement impossible tant que la surface cutanée est recouverte de liquide aqueux : l'eau est précisément l'obstacle unique apporté à cette absorption ;

» 3° Que l'enduit gras qui recouvre la peau ne permet d'autre pénétration et d'autre absorption cutanée que celle qui se produit par l'intermédiaire d'un véhicule capable de mouiller réellement la peau ;

» 4° Que le contact direct d'une matière très-divisée, simplement appliquée au pinceau, adhérant aux vêtements ou résultant de l'évaporation à la surface du corps d'une solution aqueuse de cette substance, est suivi d'une absorption certaine, par l'effet seul de la présence de l'enduit gras sébacé qui pénètre et dissout sur place cette poudre elle-même et la met dans les conditions nécessaires à la progression capillaire. »

On verra plus loin que votre commission, en répétant les principales expériences de M. Roussin, a reconnu la parfaite exactitude de ses assertions. Outre sa valeur intrinsèque, le travail dont on vient de lire les conclusions a, aux yeux de vos commissaires, un très-grand mérite, celui d'expliquer d'une manière plausible les résultats si divergents obtenus par les expérimentateurs qui se sont occupés de l'absorption cutanée. On voit tout de suite, en effet, que suivant le plus ou moins de soin que le sujet aura mis, au sortir d'un bain médicamenteux, à s'essuyer le corps, dépend directement l'absorption ou la non-absorption des matières dissoutes dans le bain. De là une cause d'erreur complétement ignorée avant les travaux de **M. Roussin**. Nul doute qu'il faille attribuer à des faits de ce genre bon nombre des rares résultats positifs consignés dans les annales de l'hydrologie.

Arrivant aux deux mémoires publiés en 1863 et 1864 par **M. Willemin**, nous ferons observer tout d'abord que sur les quarante expériences qui y sont décrites, huit seulement ont été faites avec des substances dont on a recherché la présence dans les liquides excrétés, savoir :

Premier mémoire.

Exp. VI.   Iodure de potassium, résultat positif, suivant M. Willemin.
Exp. X.   Carbonate de potasse,   id.   id.
Exp. XII. Iodure de potassium,   id.   id.
Exp. XII. Prussiate jaune de potasse, douteux,   id.
Exp. XV. Bichlorure de mercure,   négatif,   id.

Deuxième mémoire.

Exp. XII.   Iodure de potassium, résultat négatif,   id.
Exp. XIII. Iodure de potassium,   id.   id.
Exp. XV.   Iodure de potassium, résultat positif,   id.

En résumé, trois résultats négatifs, un douteux et quatre positifs, qu'il nous reste à discuter.

Dans l'expérience **VI**, l'iode a été recherché vainement par l'addition directe d'amidon et d'acide hypo-azotique. Laissons l'auteur lui-même indiquer le procédé suivi. M. Willemin dit (p. 25, *loc. cit.*) : « Quant à la recherche

» de l'iode dans la salive ainsi que dans l'urine rendue
» après le bain, la simple addition d'amidon et d'acide
» hypo-azotique ne détermina *aucune nuance* caractérisant
» la présence du métalloïde dans ces deux liquides. Mais,
» ayant recueilli l'urine des vingt-quatre heures qui sui-
» virent le bain et dont la quantité s'éleva à 900 centimètres
» cubes, le liquide ayant été réduit par évaporation à
» 300 centimètres cubes, on plaça sur un verre de montre
» une pâte faite avec ce liquide concentré et de l'amidon,
» et l'on y fit arriver deux fils de platine mis en communi-
» cation avec une pile de quatre couples de Bunsen ; après
» quelques instants il se forma au pôle positif un cercle
» rosé tirant sur le carmin, dont la teinte tranchait nette-
» ment avec la blancheur de l'amidon. Il fut évident pour
» M. Hepp que cette tache était constituée par de l'iode. »

Votre commission regrette qu'en présence du résultat
négatif obtenu avec les réactifs ordinaires employés par
les chimistes pour déceler l'iode, l'auteur se soit contenté,
pour conclure à la présence de l'iode, de la production de
cette coloration qui peut tenir à des causes diverses.

Elle range la sixième expérience au nombre de celles qui
ne doivent pas entrer en ligne de compte en faveur de la
doctrine de l'absorption.

Expérience X. — M. Willemin a pris un bain contenant
500 grammes de carbonate de potasse. Il a ensuite procédé de la manière suivante à la recherche de cette base
dans son urine : « Pour rechercher la quantité de potasse
» contenue dans les deux liquides (urine de quarante-huit
» heures), ils furent traités directement par le chlorure de
» platine, on y ajouta trois fois le volume d'un mélange
» d'éther et d'alcool ; le précipité recueilli après trente-six
» heures fut calciné ; l'on put déterminer ainsi la

» *tion d'ammoniaque et conséquemment la quantité de*
» *potasse* qu'ils renfermaient. »

Cette conclusion est incompréhensible, et voilà encore une expérience à rejeter complétement.

Expérience XII. — Bain avec 100 grammes d'iodure de potassium par cinq jeunes gens. Même procédé de recherche de l'iode qu'au n° VI. Cependant l'amidon et l'acide hypo-azotique auraient donné une coloration violette parfaite-ment caractérisée.

La peau de ces jeunes gens était-elle parfaitement intacte, se sont-ils essuyés soigneusement au sortir du bain? C'est là ce que rien ne nous dit. Il est toujours difficile et souvent dangereux de soumettre cinq personnes à la fois à la même expérience, car on court grand risque de ne pas pouvoir surveiller convenablement toutes les conditions de l'expé-rimentation.

Dans son deuxième mémoire, après avoir rapporté deux expériences négatives, M. Willemin rend compte, avec détails, de la recherche de l'iode dans l'urine après un bain de jambes contenant 100 grammes d'iodure de potassium et dans lequel il était resté une heure. M. Hepp retrouva de l'iode dans l'urine, mais M. Willemin nous indique lui-même, sans s'en douter, la cause probable, sinon certaine, de l'absorption dans ce cas particulier. « Avant le bain, je me lavai, dit-il, les jambes avec du *savon de potasse* et de l'eau chaude; après le savonnage, *la peau restait parfai-tement mouillée.* »

Voilà une cause évidente de la pénétration de l'iode dans l'organisme. Ayant enlevé l'enduit sébacé, M. Willemin s'était placé dans des conditions tout autres que celles offertes par le bain médicamenteux ordinaire. Ce décapage de la peau, qu'on me passe le mot, rend possible, on le sait depuis longtemps, l'absorption des matières mises en contact avec nos tissus.

De ce qui précède, votre commission croit pouvoir conclure que les cas positifs d'absorption cutanée observés par M. Willemin, se réduisent à deux; le premier (expérience XII) est le résultat d'une expérience faite sur cinq personnes à la fois dans des conditions qui laissent toutes sortes de chances d'erreur; le second s'explique tout naturellement par le lavage au savon de potasse qui a précédé le bain. En résumé, elle ne voit dans les cas invoqués par ce praticien aucun fait de nature à infirmer les conclusions contraires auxquelles sont arrivés les quatorze expérimentateurs cités plus haut, et vos commissaires eux-mêmes, comme il nous reste à l'exposer.

Il importe d'ajouter en outre que M. le docteur Mougeot, qui a répété les expériences de M. Willemin, est arrivé constamment à des résultats négatifs.

II. — EXPÉRIENCES DE LA COMMISSION.

Les expériences de vos commissaires ont porté sur les substances suivantes :

A. — *Matières minérales.*

1° Iodure de potassium. 20 à 150 et 300 grammes par bain.
2° Cyano-ferrure de potassium. 20, 150 et 300 grammes par bain.
3° Bichlorure de mercure. 20 et 40 grammes par bain.

B. — *Matières végétales.*

1° Feuilles de digitale. 500 à 1000 grammes de plante sèche par bain.
2° Belladone. 500 à 1000 grammes de plantes sèches par bain.
3° Eau d'asperge (provenant de la cuisson des asperges).

1° MÉTHODE ANALYTIQUE.

Il nous paraît utile d'indiquer tout d'abord sommaire-
ment les méthodes analytiques employées pour la recherche
de l'iode, du mercure et du cyanure dans l'urine et dans
la salive.

Iode. — Évaporation à sec dans une capsule de platine
des liquides (urine ou salive) à examiner, après addition de
4 à 5 décigrammes de potasse caustique pure par litre de
liquide. Calcination lente au rouge très-sombre du résidu
jusqu'à cessation de dégagement de toute vapeur ou odeur.
Épuisement du résidu charbonneux par l'alcool à 90 degrés ;
évaporation du liquide obtenu. Recherche de la présence
de l'iode par addition successive d'empois très-clair, d'une
goutte d'une solution au vingtième d'azotite de potasse et de
quelques gouttes d'acide nitrique pur étendu de deux fois
son volume d'eau (1), ou bien par l'addition au résidu d'un
grain d'amidon solide et de quelques gouttes d'acide nitrique contenant des vapeurs nitreuses.

Mercure. — Dans les expériences qu'il a suivies à l'hôpital de Lourcine aussi bien que dans celles qu'il a faites
sur lui-même, votre rapporteur a employé, pour la recherche
du mercure dans l'urine, la méthode de Schneider.

Voici en quoi elle consiste : Dans chaque litre d'urine à
examiner on dissout 5 grammes de chlorate de potasse, on
ajoute de l'acide chlorhydrique jusqu'à réaction très-forte-
ment acide et l'on concentre le mélange au bain-marie. Il
faut opérer sur la plus grande quantité d'urine que l'on peut
avoir à sa disposition (6 à 10 litres au moins) et réduire le

(1) C'est le procédé suivi par M. Roussin dans ses recherches. La
commission l'a appliqué scrupuleusement au contrôle des expériences
de ce chimiste. Il lui a constamment donné de bons résultats.

liquide, par évaporation, à un septième ou à un huitième de
son volume primitif. Il est inutile d'évaporer l'urine à sic-
cité. On soumet ensuite la liqueur concentrée à l'électrolyse
en employant une pile à courant constant de faible dimen-
sion (cinq à six éléments de Smée, par exemple). L'anode
est une feuille de platine de 4 centimètres de largeur, le
cathode, un fil d'or de 1 millimètre de diamètre dont l'extrémité roulée présente une largeur de 2 millimètres. Afin
de concentrer le mercure sur une surface aussi petite que
possible, on opère l'électrolyse dans un vase plus large que
haut. L'opération dure de dix-huit à vingt-quatre heures.
Lorsqu'elle est terminée, on introduit avec précaution le fil
d'or dans un tube d'essai, étiré en tube capillaire à son
extrémité, et l'on chauffe avec précaution le métal; s'il
contient du mercure, celui-ci se volatilise et va se condenser
dans la partie froide du tube. On sépare alors au chalumeau
la partie du tube qui contient l'anneau mercuriel, on introduit avec précaution un petit fragment d'iode, on ferme
le tube à la lampe et on chauffe de nouveau. Il se forme
de l'iodure de mercure qui va se volatiliser encore plus
loin. On peut ensuite examiner au microscope l'iodure ainsi
formé; ce sont des octaèdres à base carrée.

Dans le cas où l'on a affaire à de l'urine pouvant conte-
nir, outre le mercure, de l'iode (malades auxquels on ad-
ministre de l'iodure de potassium ou de l'iodure de mercure), il faut préalablement chasser l'iode de l'urine, ce qui
se fait facilement en ajoutant progressivement, pendant la
concentration au bain-marie, de l'acide sulfurique, saturé
d'acide nitreux.

Cyanure jaune. — L'urine est traitée comme pour la
recherche de l'iode. Le résidu alcoolique repris par l'eau est
additionné d'une solution d'un sel de peroxyde de fer.

En ce qui concerne la digitale, la belladone et l'eau

d'asperges, on ne peut avoir recours aux réactifs chimiques. L'observation du pouls, la dilatation ou l'absence de dilatation de la pupille, enfin l'odeur spécifique communiquée à l'urine par les asperges, sont des caractères faciles à apprécier, et l'erreur n'est pas possible, surtout lorsqu'on procède par comparaison.

2° RÉSULTATS OBTENUS.

Iodure de potassium. — Cyano-ferrure de potassium. — Bichlorure de mercure.

1° *Bains minéraux.*

La durée des bains a varié de trente-cinq minutes à deux heures cinquante minutes.

La quantité d'iodure de potassium et de cyano-ferrure de potassium s'est élevée de 20 à 300 grammes de chacun de ces sels pour 200 litres d'eau, soit de 0,01 à 0,15 pour 100. La quantité de bichlorure de mercure a été de 20 grammes dans un cas (trois bains), de 35 et de 40 dans l'autre (deux bains d'une heure à trois jours d'intervalle; l'urine émise pendant cinq jours, à partir du premier bain, a été réunie et soumise à la concentration; son volume s'élevait à 13 litres un quart).

Dans chacune des expériences, la recherche de l'iode, du prussiate jaune et du bichlorure de mercure a été faite sur la totalité de l'urine émise dans les quarante-huit heures qui ont suivi le bain. La quantité d'urine employée pour chacune des recherches analytiques n'a jamais été inférieure à 2 litres et demi.

Après chaque bain, l'expérimentateur a pris la précaution de se laver complétement avec de l'eau ordinaire, immédiatement au sortir de la baignoire, et de s'essuyer parfaitement toutes les parties du corps. Dans la récolte de l'urine, il a pris soin également de rejeter toujours les quinze ou vingt premiers centimètres cubes émis (1). En un mot, toutes les précautions possibles ont été prises pour se mettre à l'abri des causes d'erreurs, aussi bien pendant et après le bain que dans la recherche chimique des sels employés. La salive a été recueillie pendant vingt-quatre heures après le bain.

Dans *aucun cas* il n'a été retrouvé de trace d'iode, de mercure ni de cyano-ferrure dans l'urine ou dans la salive sécrétées après le bain.

2° *Bains de belladone, de digitale, d'eau d'asperges.*

Les bains de digitale et de belladone renfermaient pour 200 litres d'eau de 500 à 1000 grammes de plante sèche ; leur durée a varié de une heure à une heure trois quarts. Aucune modification appréciable ne s'est produite dans l'état de la circulation ni dans le diamètre de la pupille. Aucun trouble n'est survenu du côté du cœur, ni du côté de l'appareil visuel.

Ces résultats confirment pleinement ceux qu'a obtenus M. le docteur L. Parisot dans ses expériences sur les mêmes substances.

Les bains formés par la décoction aqueuse d'asperges ont également conduit à des résultats négatifs.

(1) Il n'est pas inutile de signaler à ce propos une cause d'erreur fréquente lorsque les sujets en expériences sont des femmes. Si la malade ne prend pas le soin d'essuyer complétement la vulve, il peut arriver (et M. de Laurès l'a constaté à Néris plusieurs fois) qu'on trouve dans les premières portions d'urine émise des matières dissoutes dans le bain. Attribuer leur présence, due uniquement au manque de précaution, à l'absorption cutanée, serait commettre une erreur évidente.

3° *Observations recueillies à l'hôpital de Lourcine.*

Votre rapporteur a suivi pendant près de trois mois le
service de M. Després, à l'hôpital de Lourcine. Ce chirur-
gien a mis, à lui faciliter ses études, une obligeance que
la commission se plaît à constater publiquement. Le motif
qui a décidé votre commission à choisir le service de
M. Després est le suivant : Il n'était administré de mercure
aux malades de cette salle sous aucune forme à l'intérieur.
Le traitement mercuriel consistait exclusivement en bains
de sublimé corrosif (20 grammes par 180 litres d'eau), al-
ternant régulièrement deux fois par semaine avec des bains
de sulfure de potassium. Sur les cent vingt malades environ
soumises à ce traitement, il ne s'est pas, à notre connaissance, produit *un seul cas* de salivation mercurielle. L'urine
de quarante-huit heures, soumise au procédé analytique
indiqué plus haut, n'a jamais donné trace de mercure,
comme on devait s'y attendre en l'absence de stomatite.

Votre rapporteur, comme nous l'avons indiqué plus haut,
a répété l'expérience sur lui-même ; il a pris, dans l'espace
de quinze jours, cinq bains contenant de 20 à 40 grammes
de bichlorure pour 200 litres d'eau et n'a pu constater aucune trace de mercure dans l'urine émise après le bain.

4° *Contrôle des expériences de M. Roussin.*

Pour les motifs que nous avons précédemment fait connaître, la commission a attaché un intérêt tout spécial à
répéter, en se conformant à toutes les indications de leur
auteur, les intéressantes expériences de M. Roussin.

Votre rapporteur, après être resté pendant une heure et
demie dans un bain contenant, pour 200 litres d'eau,
300 grammes d'iodure de potassium, s'est placé, sans

s'essuyer, devant un foyer jusqu'au moment où la peau est devenue complétement sèche par suite de l'évaporation de l'eau à l'air libre. Il s'est vêtu seulement alors et il a recueilli pendant quarante-huit heures son urine avec les soins indiqués plus haut. Cette urine évaporée, en présence d'une petite quantité de potasse caustique, a donné de la manière la plus nette les réactions propres à l'iode; il y avait donc eu absorption de l'iodure de potassium, comme l'a signalé M. Roussin. Quatre jours après le bain, l'urine contenait encore de l'iode en quantité faible, il est vrai, mais très-appréciable. Après le dixième jour, on n'a plus retrouvé d'iode dans l'urine.

Je rapporterai encore deux expériences faites en 1869 de concert avec mon ami, le docteur Léon Parisot, professeur à l'École de médecine de Nancy, dans le but de vérifier la seconde partie des résultats indiqués par M. Roussin.

Dans un litre et demi d'eau distillée, on a dissout 150 grammes d'iodure de potassium : on imbibe complétement avec cette solution une paire de bas de laine et un gilet à manches de même tissu ; on enlève par expression l'excès de solution et on laisse sécher à l'air libre les deux vêtements. Le lendemain M. Parisot met les bas et moi le gilet de laine ; l'urine est recueillie pendant quarante-huit heures et soumise au traitement indiqué plus haut. La présence de l'iode est très-manifeste dans les résidus de ces deux urines.

Le fait de l'absorption d'un sel en contact à l'état pulvérulent avec la peau saine est donc parfaitement démontré. Sans qu'il soit nécessaire de pratiquer des frictions, les matières salines déposées sur la peau en poudre fine (cas de la dessiccation spontanée après le bain) ou contenues dans le tissu d'un vêtement mis en contact direct avec la peau, pénètrent dans l'organisme; c'est là un fait désormais acquis à la science.

III. — CONCLUSIONS.

En résumé, votre commission croit pouvoir conclure, tant de la discussion des travaux publiés jusqu'à ce jour sur la question si controversée de l'absorption cutanée dans le bain médicamenteux, que des recherches qu'elle a entreprises et multipliées depuis plus de cinq années, sous les formes les plus variées, que :

1° Dans le bain, la peau humaine, à l'état sain, n'absorbe pas les matières dissoutes dans l'eau ;

2° Les résultats contradictoires obtenus jusqu'à ce jour s'expliquent par plusieurs causes dont les principales sont : excoriations de la peau plus ou moins appréciables à l'œil ; destruction par des frictions avec des savons alcalins de l'enduit sébacé (la peau n'est plus alors à l'état normal) ; défaut de soins dans la manière de recueillir l'urine ; procédés analytiques défectueux appliqués à la recherche des matières dissoutes dans le bain ; enfin, surtout, absorption de la matière pulvérulente déposée sur la peau par l'évaporation de l'eau.

3° Enfin, lorsqu'on se place à l'abri de ces causes d'erreurs, on ne constate *jamais* d'absorption dans le bain. quelle que soit la nature ou la quantité des matières tenues en dissolution par l'eau.

13. — Paris. Imprimerie de E. MARTINET, rue Mignon, 2.

www.ingramcontent.com/pod-product-compliance
Lightning Source LLC
LaVergne TN
LVHW010129060726
842524LV00005B/1824